Kurt Kraetschmer

Contraceção: É negado às mulheres o direito de auto-decisão?

Kurt Kraetschmer

Contraceção: É negado às mulheres o direito de auto-decisão?

É negado às mulheres o direito de auto-decisão em matéria de planeamento familiar, controlo da natalidade e contraceção?

ScienciaScripts

Imprint

Cover image: www.ingimage.com

This book is a translation from the original published under ISBN 978-3-330-65300-9.

Publisher:
Sciencia Scripts
is a trademark of
Dodo Books Indian Ocean Ltd. and OmniScriptum S.R.L publishing group

120 High Road, East Finchley, London, N2 9ED, United Kingdom
Str. Armeneasca 28/1, office 1, Chisinau MD-2012, Republic of Moldova, Europe
Managing Directors: Ieva Konstantinova, Victoria Ursu
info@omniscriptum.com

Printed at: see last page
ISBN: 978-620-8-40676-9

É negado às mulheres o direito de auto-decisão em matéria de planeamento familiar, controlo da natalidade e contraceção? Uma revisão analítica internacional

Este estudo aborda questões que afectam milhões de mulheres e o seu desejo de obter informações completas e precisas sobre questões vitais como a eficácia e a segurança dos métodos contraceptivos, o controlo da natalidade, o planeamento familiar e a fertilidade. O conceito metodológico consiste numa análise das fontes de informação mais frequentemente consultadas, tais como publicações de investigação e conteúdos de sítios Web, cuja fiabilidade e exatidão são discutidas de forma crítica. O estudo conclui, com base numa comparação internacional, que a informação atual fornecida às mulheres por várias publicações, especialmente as de origem norte-americana, é deficiente e precisa de ser revista de acordo com os princípios bioéticos.

Índice

PREFÁCIO

Tendo como pano de fundo uma vasta e crescente literatura sobre planeamento familiar, controlo da natalidade e contraceção, o presente estudo tem como objetivo fornecer informações precisas e fiáveis sobre as questões mais pertinentes do controlo da natalidade e da contraceção. Ao fazê-lo, rectifica - através de uma comparação internacional - várias publicações de investigação dos EUA, bem como meios de comunicação social de saúde pública, que divulgam informações inexactas e propensas a erros sobre métodos contraceptivos. Através da aplicação de uma metodologia meta-analítica, as publicações de investigação, os sítios Web e os meios de comunicação impressos mais importantes são examinados e avaliados de um ponto de vista internacional. O estudo conclui que, sobretudo as publicações norte-americanas, contêm frequentemente informações incompletas, inexactas e enganosas e não permitem que as mulheres exerçam o seu direito de auto-decisão enquanto pacientes autónomas e informadas de acordo com os princípios bioéticos do "consentimento informado" e do "nil nocere". Como consequência destas deficiências, deve ser lançado um apelo aos investigadores e editores para que se esforcem por ser exactos e completos, a fim de garantir a cada mulher o direito de autodecisão, independentemente do seu contexto cultural ou das suas convicções religiosas.

Introdução

No âmbito do controlo da natalidade e do planeamento familiar, a contraceção é a estratégia mais frequentemente aplicada. A contraceção evoluiu de um problema estritamente médico para uma questão socioeconómica e uma controvérsia política alimentada por interesses religiosos, culturais e étnicos. Acima de tudo, tornou-se um negócio multimilionário para as empresas farmacêuticas que prosperam com a venda de pílulas, dispositivos e implantes. Dada a natureza multifacetada da contraceção, é imperativo que as mulheres sejam extremamente cautelosas sempre que tentam obter informações exactas e fiáveis sobre qualquer aspeto da contraceção, especialmente sobre os dois parâmetros fundamentais, nomeadamente a segurança e a eficácia. De facto, a informação exacta e fiável é um dos requisitos fundamentais da ética médica moderna e a base do direito de autodecisão, um direito que só pode ser exercido "se o paciente possuir informação suficiente para permitir uma escolha inteligente". [A discussão que se segue tem como objetivo ajudar as mulheres a distinguir entre informação fiável e informação enganosa, propensa a erros, obsoleta ou incompleta. Tem em conta publicações como o planeamento familiar como serviço de poupança de custos,[2] a contraceção de longa duração e a gravidez na adolescência,[3] a saúde sexual dos adolescentes,[4] a contraceção como serviço de cuidados primários,[5,6] e outros estudos importantes que são analisados criticamente de uma perspetiva internacional. O objetivo principal é responder à questão de saber se, de facto, é negado às mulheres o seu direito de autodecisão devido a informações incorrectas fornecidas não só por publicações académicas, mas também por organizações e agências governamentais norte-americanas altamente influentes.

Discussão

Possibilidades contraceptivas e a responsabilidade ética de fornecer informações completas

Ao procurar informações sobre métodos contraceptivos, milhões de mulheres consultam as publicações de uma das agências mais influentes, a U.S. Food and Drug Administration (FDA); e com razão, porque a FDA fornece informações sobre contraceção, apresentando um inquérito de fácil utilização dos métodos contraceptivos aprovados pela FDA, indicando o "número de mulheres em 100 que **não** engravidarão"[7] (Tabela 1: FDA 2013. Cf. Anexo). No entanto, para desilusão das mulheres que procuram alternativas aos medicamentos e dispositivos, métodos como o Sintotérmico, o Ovulatório, o TwoDay e o Standard Days, não são mencionados, apesar de estes métodos terem sido parte integrante da investigação internacional, especialmente da investigação sobre tecnologia contraceptiva desde 2011[8].

A investigação sobre tecnologia contraceptiva fornece, para além de outras informações precisas, uma classificação dos métodos em que é feita uma distinção entre "utilização perfeita" e "utilização típica" e uma diferenciação entre "primeiro ano de utilização" e "utilização contínua ao fim de um ano"[8]."8] Uma visão geral dos métodos, incluindo as suas estimativas (percentagem de mulheres que experimentam uma gravidez indesejada durante o primeiro ano de utilização típica e o primeiro ano de utilização perfeita da contraceção), está disponível sob a forma de uma "Tabela de Falhas Contraceptivas"[9] (Tabela 2: CTFailure Table.pdf. Cf. Anexo).

De acordo com esta tabela, os "contraceptivos reversíveis de longa duração", ou seja, os implantes e os dispositivos intra-uterinos, são os mais eficazes, especialmente o implante Implanon (precursor do Nexplanon), com uma taxa de falha de 0,05, tanto em utilização perfeita como em utilização típica. Entre os contraceptivos intra-uterinos , Mirena (Levonorgestrel= LNg), com uma taxa de insucesso de utilização perfeita e típica de 0,2, é superior a ParaGard (cobre T), com uma taxa de insucesso de utilização perfeita de 0,6 (taxa de insucesso de utilização típica de 0,8). Quase igualmente eficazes são o Depo-Provera, com 0,2 de utilização perfeita (6 utilizações típicas), o NuvaRing, com 0,3 de utilização perfeita (9 utilizações típicas), o adesivo Evra, com 0,3 de utilização perfeita (9 utilizações típicas), bem como a pílula combinada e a pílula só de progestagénio, com 0,3 de utilização perfeita (9 utilizações típicas). Entre os chamados métodos "baseados na conscientização da fertilidade" - cuja taxa de falha de uso típico de 24 é baseada em dados obsoletos de 1995, [9, Tabela 3-2, nota 1] - o método sintotérmico com uma taxa de falha de uso perfeito de 0,4 parece quase tão eficaz quanto os métodos como pílula combinada e pílula só de progestagênio (0,3), adesivo Evra (0,3) e NuvaRing (0,3), mas ainda mais eficaz do que ParaGard (cobre T) com uma taxa de falha de uso perfeito de 0,6. O método de ovulação, com uma taxa de falha de utilização perfeita de 3, é quase tão eficaz como o preservativo masculino sem espermicida (taxa de falha de utilização perfeita de 2) e superior ao preservativo feminino sem espermicida (taxa de falha de utilização perfeita de 5). O método de dois dias, com uma taxa de falha de utilização perfeita de 4, é igual à retirada (taxa de falha de utilização perfeita de 4), e o método de dias normais, com uma taxa de falha de utilização perfeita de 5, é superior ao diafragma (com creme ou geleia espermicida), cuja taxa de falha de utilização perfeita é 6.

O método sintotérmico (taxa de falha de utilização perfeita de 0,4), o mais eficaz dos chamados "métodos baseados na consciencialização da fertilidade", baseia-se na avaliação do muco cervical para determinar o primeiro dia fértil do ciclo e na avaliação do muco cervical e da temperatura para determinar o último dia fértil[9, Tabela 3-2, nota 6]. O método dos Dias Padrão, com uma taxa de falha de utilização perfeita de 5, evita relações sexuais nos dias 8 a 19 do ciclo. Entre os métodos definitivos, a esterilização masculina com uma taxa de falha de utilização perfeita de 0,10 (utilização típica de 0,15) é superior à esterilização feminina com 0,5, tanto para a utilização perfeita como para a utilização típica.

No que diz respeito à contraceção de "emergência", ou seja, pílulas ou inserção de um contracetivo intrauterino de cobre, após uma relação sexual desprotegida, a tecnologia contraceptiva afirma que "reduz substancialmente o risco de gravidez". [9, Tabela 3-2] Entre os produtos comercializados para contraceção de emergência estão Ella, Plan B One-Step e Next Choice. Para o Plan B One-Step, cuja dose única é 1 comprimido branco, sugere-se que o comprimido seja tomado nas 72 horas seguintes ao coito desprotegido; de acordo com a investigação, é eficaz quando utilizado nas 120 horas seguintes. Da mesma forma, para a Next Choice, cuja dose única é de 1 comprimido de pêssego, sugere-se que um comprimido seja tomado nas 72 horas seguintes ao coito desprotegido e outro 12 horas depois; segundo a investigação, ambos os comprimidos podem ser tomados simultaneamente e são eficazes quando utilizados nas 120 horas seguintes ao coito desprotegido. Além disso, a U.S. Food and Drug Administration declarou que "19 marcas de contraceptivos orais são seguras e eficazes para contraceção de emergência" [9, Tabela 3-2, nota 9]: Ogestrel, Nordette, Cryselle, Levora, Low-Ogestrel, Lo/Ovral ou Quasence, Jolessa, Portia, Seasonale ou Trivora,

Seasonique, Enpresse, Lessina, Aviane ou LoSeasonique, Lutera ou Sronyx, e Lybrel. A taxa de falha de utilização perfeita da contraceção de emergência é de 85%, de acordo com a FDA[7].

Tendo em conta as noções contemporâneas de contraceção de emergência, deve notar-se que, já no século passado, uma explicação baseada na fisiologia esclarece o mecanismo de ação da chamada pílula do dia seguinte, ou seja, a mifepristona (RU-486), sublinhando o efeito abortivo. A mifepristona, um esteroide sintético, liga-se ao recetor de progesterona e - ao contrário da progesterona - não liberta a proteína de choque térmico à qual o recetor está ligado, limitando-se a bloquear a ligação da progesterona. "Uma vez que a manutenção do início da gravidez depende do efeito estimulador da progesterona no crescimento do endométrio e da sua inibição da contratilidade uterina, a mifepristona provoca o aborto. Em alguns países, a mifepristona combinada com uma prostaglandina é usada para produzir o aborto eletivo. " [10, p. 409]

Embora o mecanismo de ação da contraceção de emergência ainda esteja aberto a discussão, especialmente no que diz respeito aos efeitos abortivos, outras formas de opções contraceptivas, como a amenorreia lactacional, são bastante indiscutíveis também do ponto de vista fisiológico. A tecnologia contraceptiva contemporânea considera o método da "Amenorreia Lactacional" (AML) como um método contracetivo eficaz, embora apenas temporário, e recomenda a implementação de outro método contracetivo para uma proteção eficaz contra a gravidez, logo que se verifique uma das seguintes condições "A menstruação recomeça, a frequência ou duração das mamadas é reduzida, são introduzidos biberões ou o bebé atinge os 6 meses de idade."

[9, Tabela 3-2, nota 10] Do ponto de vista fisiológico, é importante ter em mente que a amamentação é conhecida há muito tempo como um método importante, embora apenas parcialmente eficaz, de controlo da natalidade e que "quase 50% dos ciclos nos primeiros 6 meses após o reinício da menstruação são anovulatórios". [10, p. 416]

É de notar que a amenorreia lactacional, semelhante aos métodos baseados na sensibilização para a fertilidade, nem sempre é incluída nos inquéritos contemporâneos - em contraste com a informação fornecida pela tecnologia contraceptiva e em contraste com os dados fornecidos pela investigação sobre a falha contraceptiva.[11] As taxas de falha de uso perfeito de 0,4 (sintotérmico), 3,2 (ovulação), 3,5 (dois dias) e 4,8 (dias normais), respetivamente, indicam que estes métodos não são inferiores a alguns dos métodos incluídos no inquérito da FDA, por exemplo, diafragma com espermicida, esponja com espermicida e capuz cervical com espermicida[7].

A omissão de informação sobre estes métodos, todos eles internacionalmente reconhecidos, não só é indicativa de uma bolsa de estudos deficiente, como também é inconciliável com o princípio bioético do "consentimento informado", que exige que o doente possua informação suficiente para permitir uma escolha inteligente, ou seja, familiaridade com todos os métodos disponíveis. É o doente que deve tomar as suas próprias decisões em matéria de tratamento, e a obrigação do médico é apresentar-lhe os factos médicos de forma precisa "para fazer recomendações de conduta de acordo com as boas práticas médicas."[1, p. 38] Além disso, a bioética exige que o princípio de "nil nocere" seja tido em conta, pois sublinha o aspeto da segurança e estipula a prioridade para os métodos menos nocivos. Enquanto estes dois princípios não forem respeitados, o terceiro princípio fundamental, a autonomia do doente, não pode ser aplicado.

No seu papel de fornecedor de informação, a FDA tem a obrigação ética de mencionar também outros métodos disponíveis para além dos 18 enumerados no seu inquérito, mesmo que não tenha a obrigação de os aprovar. Os métodos ignorados em silêncio pela FDA são reconhecidos pelos académicos internacionais há um número considerável de anos e são bem conhecidos, especialmente na União Europeia (UE)[12,13]. É de recear, portanto, que as mulheres norte-americanas que perguntam sobre as opções contraceptivas fiquem em desvantagem e com a impressão dececionante de que não existem outros métodos contraceptivos disponíveis para além dos 18 listados pela FDA. Esta impressão é particularmente desconcertante para as mulheres cujo principal interesse é a segurança, ou seja, a ausência de efeitos adversos e de riscos. Muitas mulheres confiam na exaustividade da pesquisa apresentada pela FDA e no seu compromisso ético de mencionar também métodos reconhecidos internacionalmente, mesmo que não sejam aprovados pela FDA. Estas mulheres continuam a ignorar o método mais seguro, ou seja, que não provoca quaisquer efeitos adversos, de todos os métodos atualmente disponíveis, que não requer muito mais do que a observação diligente do muco cervical e da temperatura corporal basal (BBT).

Na mesma linha, um grande número de mulheres poderia apreciá-lo para obter não só informações sobre medicamentos e dispositivos, mas também para conhecer os processos fisiológicos que ocorrem durante o seu ciclo menstrual. Como já foi referido, o método da Ovulação e o método dos Dois Dias baseiam-se na avaliação do muco cervical[9], através da qual a mulher observa que, durante a ovulação, sob a influência do estrogénio, o muco é mais fino e mais alcalino do que sob a influência da progesterona. "O muco é mais fino na altura da ovulação e a sua elasticidade, ou spinnbarkeit, aumenta de tal forma que, a meio do ciclo, uma gota pode ser esticada num fio longo e fino que pode ter 8-12 cm ou mais de comprimento. Além disso, seca num padrão arborizante, semelhante a um feto."[10, pp. 402-403] O método dos dias normais baseia-se no calendário e evita relações sexuais nos dias do ciclo 8-19. O método sintotérmico foi definido como um "método de dupla verificação baseado na avaliação do muco cervical para determinar o primeiro dia fértil e na avaliação do muco cervical e da temperatura para determinar o último dia fértil".[9, Quadro 3-2, nota 6] Dada a simplicidade destes métodos - que hoje em dia podem ser utilizados no âmbito de aplicações para telemóveis inteligentes - e a ausência de riscos e de acontecimentos adversos, continua por resolver a razão pela qual a informação sobre estes métodos é ocultada ao consumidor que espera encontrar dados completos e exactos nas publicações oferecidas pelas agências governamentais , e especialmente pela FDA.

A falta de exaustividade aparente no inquérito da FDA é particularmente irritante de uma perspetiva internacional. De facto, os académicos europeus elucidaram a questão da contraceção como um fenómeno há muito conhecido na história da medicina e esforçaram-se por estabelecer para cada método individual a sua taxa de insucesso[12]. Em vez de atribuir taxas de insucesso colectivas a um grupo de métodos, foram feitos esforços para avaliar cada método individualmente[13].

Já em 2000, foi apresentada por autores alemães uma panorâmica cronológica do fenómeno da contraceção na história da medicina, tendo sido destacados 15 métodos diferentes sob a terminologia tradicional, juntamente com uma classificação de acordo com o índice de Pearl (número de gravidezes indesejadas por 100 mulheres-ano ou

1200 meses de aplicação).[Esta classificação mostra a "esterilização tubária" (índice de Pearl 0,090,4), juntamente com os "depot-gestagénios" (índice de Pearl 0,03-0,9), como os mais eficazes, seguidos da "pílula combinada monofásica" (0,1-1,0), dos "contraceptivos hormonais orais sequenciais" (0,2-1,4), da "minipílula" (1), do "pessário intrauterino" (0,142) e do método sintotérmico (0,8). [12, p.60Relativamente aos outros "métodos naturais de planeamento familiar[11] ("natürliche Empfangnisverhütung"), a "temperatura basal" (Basaltemperatur) (índice de Pearl de 1-3) parece comparável ao "diafragma e espermicida" (índice de Pearl 2-4) ou ao "preservativo" (índice de Pearl 4-5), enquanto que o "muco cervical" (índice de Pearl de 15-32) e o "calendário" (índice de Pearl de 15-40) se aproximam aproximadamente da eficácia dos "espermicidas químicos" (índice de Pearl de 12-20) ou do "coito interrompido" (índice de Pearl de 8-38) .

Tendo em conta o índice de Pearl de 0,8, o método sintotérmico foi reconhecido por académicos alemães, já em 2000, como o mais eficaz dos métodos naturais de planeamento familiar e considerado um dos "métodos contraceptivos seguros"[12, p. 64] - não obstante o problema dos ciclos menstruais irregulares, que limita, para algumas mulheres, a praticabilidade do método e exige a utilização adicional de outro método. Relativamente ao problema da irregularidade dos ciclos, há que ter em conta que, apesar da regularidade dos processos fisiológicos que preparam a rutura do folículo graafiano dominante e a extrusão do óvulo para a cavidade abdominal durante a ovulação, a gravidez pode ocorrer em qualquer momento do ciclo menstrual: "Antes do 9º dia e depois do 20º dia, há poucas hipóteses de conceção; mas há casos documentados de gravidez resultante de coito isolado em todos os dias do ciclo" [10,

p. 404].

A classificação de cada método de acordo com um índice de Pearl adequado e a inclusão sistemática numa taxonomia historicamente evoluída - habitual nos estudos alemães - é uma exceção nas publicações de investigação dos EUA, bem como nos meios de comunicação social de saúde pública, onde os métodos não são devidamente distinguidos uns dos outros, pelo que são divulgadas taxas de insucesso inexactas e inadequadas. Além disso, as definições dos métodos são frequentemente ambíguas e, por vezes, totalmente incorrectas.

Informação propensa a erros sobre métodos contraceptivos apresentada por agências e organizações governamentais dos EUA

Uma das fontes mais frequentemente consultadas sobre questões de saúde, o U.S. Department of Health and Human Services (Office on Women's Health)[14] adaptou os dados da OMS para fornecer informações sobre planeamento familiar e atribuiu coletivamente 24% ("número em cada 100 mulheres que sofreram uma gravidez indesejada no primeiro ano de utilização típica") aos chamados "métodos baseados na sensibilização para a fertilidade". Estes são considerados como os menos eficazes, apenas ligeiramente superiores ao "método do espermicida" (28%). Tal avaliação, exclusivamente para o uso típico e não para o uso perfeito, não leva em conta que a nomenclatura "conscientização da fertilidade" compreende pelo menos quatro métodos diferentes, cada um com uma taxa de falha própria, variando de 0,4 (sintotérmico) a 4,8 (Dias Padrão)[11].[Curiosamente, estes métodos são descritos individualmente num outro sítio Web dedicado à sensibilização para a fertilidade, fornecido pelo Gabinete para os Assuntos da População[15]. Também aqui é indicada uma taxa de insucesso comum de 25% para os quatro métodos, como se todos eles fossem igualmente eficazes - ou melhor, ineficazes. O que é digno de nota neste sítio Web é uma nova classificação de "Sensibilização para a fertilidade", nomeadamente "Corpo basal

Temperatura" (BBT), "Muco cervical" e "Cálculo dos dias padrão". O método "sympto-térmico" /sic!/ não está incluído nesta classificação, mas é descrito corretamente como uma combinação de BBT e muco cervical. No entanto, todos os quatro métodos estão incluídos numa única taxa de insucesso, a saber, 25, embora pareça lógico que um método que combina dois outros métodos deva mostrar maior eficácia. Além disso, o sítio Web não fornece uma descrição de todas as caraterísticas salientes do método sintotérmico, nomeadamente a observação de "sintomas" como dor lombar, mastalgia, irritação peritoneal e dor abdominal inferior fugaz ("mittelschmerz"). [16]

A incompletude é também evidente na informação apresentada por outras agências governamentais dos EUA, como a publicação "Womenshealth" do Office on Women's Health[17]. Neste sítio Web, o planeamento familiar natural é erradamente identificado como o "método do ritmo" e é-lhe atribuída uma taxa de insucesso de 24. Esta identificação obscurece o facto de que o "planeamento familiar natural" não é um método em si, mas simplesmente uma nomenclatura taxonómica, e o número citado pode estar correto para o método do calendário, mas não para o método da ovulação (taxa de insucesso de utilização perfeita de 3,2) ou para o método sintotérmico (taxa de insucesso de utilização perfeita de 0,4).[Numa versão diferente do site "Womenshealth", algumas das caraterísticas do método sintotérmico estão corretamente delineadas, mas sob o título ambíguo de "planeamento familiar natural/método do ritmo", e a taxa de insucesso de 25 é definida como o "número de gravidezes esperadas por 100 mulheres", ou seja, sem qualquer diferenciação entre uso típico e uso perfeito.

Inesperadamente, a falta de exatidão dos sítios Web propostos ao consumidor pelas agências governamentais também se reflecte nas publicações de especialistas em questões ginecológicas, como o Congresso Americano de Obstetras e Ginecologistas, que declarou, ainda em 2015, que o planeamento familiar natural "não é tão eficaz como outros métodos de controlo da natalidade"[18]."18] De um ponto de vista internacional, parece enganador falar indiscriminadamente de planeamento familiar natural sem distinguir entre os vários métodos, e é obviamente incorreto afirmar que não são tão eficazes como outros métodos, porque o método sintotérmico com um índice de Pearl de 0.8 é superior aos dispositivos intra-uterinos (índice de Pearl de 0,14-2), e o método da temperatura (índice de Pearl de 1-3) é mais eficaz do que o preservativo (índice de Pearl de 4-5) ou os espermicidas químicos (índice de Pearl de 12-20).[12] Paradoxalmente, o ACOG contradiz a sua própria declaração num outro site dedicado a perguntas frequentes (FAQ).[19] Neste site, os métodos baseados na sensibilização para a fertilidade já não são descartados como ineficazes, mas são elogiados pelas suas vantagens em termos de custo e segurança: "Custam muito pouco... Muitas mulheres gostam do facto de a consciência da fertilidade ser uma forma de controlo da natalidade que não envolve a utilização de medicamentos ou dispositivos."

Curiosamente, não é este comentário favorável contido no sítio Web das FAQ, mas a declaração enganosa de 2015 que reaparece numa avaliação dos métodos baseados na sensibilização para a fertilidade feita por uma das agências mais influentes, os Centros de Controlo de Doenças (CDC), ainda em 2017[20]. Numa classificação dos métodos de acordo com a eficácia, os métodos baseados na consciencialização da fertilidade aparecem como os menos eficazes (24%) juntamente com os espermicidas (28%). (Quadro 3: Centros de Controlo de Doenças (CDC). Cf. Apêndice).

Esta avaliação desfavorável não surpreende os especialistas em história da medicina, porque remonta ao século passado e vem à luz numa publicação de um dos mais importantes líderes do pensamento internacional, a Harvard School of Medicine. Num "Manual da Família" de 1995 - bem como numa segunda edição de 2005 - é feito um juízo de reprovação com base numa taxa de eficácia presumida de 19%: "Os métodos naturais de contraceção são os menos fiáveis de todos os métodos contraceptivos." [21] A classificação inválida de todo um grupo de métodos não só põe em causa a credibilidade de autoridades presumivelmente competentes, como também suscita ceticismo face a comentários feitos por agências de renome, como por exemplo o Centro de Controlo de Doenças dos EUA (CDC). Num sítio Web acessível ainda em 2017, o CDC comenta de forma bastante simplista alguns dos métodos de sensibilização para a fertilidade: "Os métodos mais recentes (Método dos Dias Padrão e Método dos Dois Dias) podem ser os mais fáceis de usar e, consequentemente, mais eficazes."[20] Embora possa ser verdade que estes dois métodos de consciencialização da fertilidade estejam entre os mais fáceis de usar, não é certamente verdade que sejam os métodos "mais recentes". O Método dos Dias Padrão não é mais do que uma nova formulação do método do calendário descrito por Knaus e Ogino já em 1932-1933, e o método dos Dois Dias baseia-se no método da estrutura do muco cervical delineado por Billings em 1964.[12, p. 63] Dada esta ignorância em questões de facticidade histórica, típica de um grande número de publicações americanas, não é de surpreender que mesmo as instituições académicas não estejam à altura das expectativas da erudição internacional no que diz respeito à exatidão e veracidade histórica.

Instituições académicas dos EUA: Nomenclatura e taxonomias incorrectas

Perante os comentários não científicos e não verificados sobre certos métodos contraceptivos feitos por agências e organizações governamentais dos EUA, nota-se com surpresa que várias instituições académicas norte-americanas divulgam notícias bastante positivas sobre os métodos baseados na consciencialização da fertilidade, embora não se possam ignorar alguns defeitos evidentes. As afirmações erróneas mais frequentemente encontradas são causadas por nomenclaturas incorrectas e taxonomias distorcidas.

Na rubrica "opções de contraceção temporária" da "UWHealth"[22], apenas são mencionados o método de ovulação, o método sintotérmico e o método do ritmo. Na descrição das suas caraterísticas, o método sintotérmico é aparentemente confundido com o método da temperatura corporal basal e é-lhe atribuída uma taxa de eficácia ("90-95 por cento de taxa de eficácia"), que é algo semelhante ao método dos dias normais; além disso, é desacreditado por envolver "muitos pormenores". A verdade, porém, é que o método sintotérmico envolve hoje em dia apenas alguns pormenores, especialmente em conjunto com aplicações para smartphones facilmente disponíveis. Na "folha de ciclo" originalmente concebida com base no calendário , a temperatura corporal e as alterações no muco cervical tinham de ser registadas, incluindo a posição, a abertura e a consistência do portio vaginalis cervicis.[12, p. 64] No que diz respeito aos sintomas a observar, como a mastalgia, não se deve ignorar que, para algumas mulheres, a atenção aos processos fisiológicos que ocorrem regularmente é uma oportunidade bem-vinda para se familiarizarem melhor com o seu próprio corpo e uma condição sine qua non para a eficácia dos tratamentos de infertilidade.

Embora algumas publicações fornecidas por instituições académicas sigam a classificação tradicional dos métodos baseados na sensibilização para a fertilidade e contenham descrições verídicas do método sintotérmico, ficam aquém de indicar caraterísticas distintivas ou taxas de insucesso adequadas[23].[Outras publicações acrescentam comentários não verificáveis que relacionam os métodos de fertilidade com convicções religiosas, afirmando que estes métodos são recomendados apenas para aquelas "cujas fortes crenças religiosas proíbem os métodos contraceptivos padrão."[24] Embora possa ser verdade que, para algumas mulheres, um contexto cultural específico ou uma convicção religiosa possam encorajar a utilização de um dos métodos naturais, em muitos casos o motivo principal é a intolerância às hormonas, a aversão a medicamentos e dispositivos, ou o medo de complicações. Outros sites evitam o preconceito e procuram a objetividade, como por exemplo o da Clínica Mayo[25]. Este site é um dos poucos em que o método do calendário é corretamente identificado como o método do ritmo e não como um conglomerado de vários métodos não identificados. Além disso, o método sintotérmico é definido corretamente como uma combinação do método do muco cervical e da temperatura corporal. Para além da Mayo Clinic, é difícil encontrar outras instituições académicas de topo nos EUA que pareçam dedicadas a fornecer informações fiáveis e actualizadas ou a promover o avanço do conhecimento sobre métodos naturais de planeamento familiar. Como exceção, a Universidade de Stanford parece empenhada em divulgar conhecimentos sobre o método de ovulação Billings e descreve também o Modelo Creighton (CrM) ou NaProTechnology, um método em que as caracterizações do muco cervical são padronizadas[26].

Para além das principais escolas de medicina dos Estados Unidos e das universidades da Ivy League, existem, naturalmente, outras instituições académicas que disponibilizam sítios Web dedicados ao controlo da natalidade e ao planeamento familiar. Um dos mais controversos é o sítio Web da Universidade de Georgetown, que utiliza como fonte a Planned Parenthood para uma classificação dos métodos. Dada a reputação da Universidade de Georgetown como uma das principais instituições católicas, é surpreendente que forneça informações imitando uma organização que promove - em contradição com o ensinamento do Vaticano - o aborto e exclui precisamente os métodos que são normalmente sancionados pela Igreja Católica. Acima de tudo, a caraterística distintiva da classificação dos métodos contraceptivos da Planned Parenthood é a negligência de todos os métodos baseados na consciencialização da fertilidade,[27] comentários formulados de forma enganosa e taxas de insucesso idiossincráticas, por exemplo, 91%-99% para a pílula - o que contradiz a estimativa internacional de 0.1-1,4.[12, p. 60] O que é particularmente importante neste contexto, a tabela da Planned Parenthood intitulada "métodos contraceptivos" aponta para uma falácia muito perigosa inerente à utilização da Internet, nomeadamente a disponibilidade de informação desactualizada que não é reconhecida como tal. Embora o gabinete da Planned Parenthood considere atualmente a sua tabela como "desactualizada" e não a subscreva, milhões de utilizadores continuam a ter acesso a ela e podem considerá-la uma fonte de informação actualizada e fiável.

A investigação académica é afetada por dados inconclusivos sobre as taxas de insucesso e classificações pouco ortodoxas

Perante a informação fornecida pelas instituições académicas norte-americanas, que não é incoerente nem pouco fidedigna, é com perplexidade que se constata que numerosas publicações académicas continuam a apresentar graves lacunas, especialmente no que diz respeito aos dados sobre a eficácia dos métodos contraceptivos e à nomenclatura taxonómica. Nos artigos de investigação, a questão da eficácia tem sido um ponto de interesse central, pelo menos desde a publicação, em 1982, de uma classificação dos métodos contraceptivos, descrita como a "eficácia relativa dos métodos contraceptivos frequentemente utilizados"[28].

O aparecimento desta classificação numa das revistas médicas mais importantes do mundo contribuiu obviamente para a disseminação contínua e sem controlo do erro originado por esta publicação, ou seja, a identificação do "ritmo" com todos os métodos naturais de planeamento familiar. Os autores não só escolheram o termo equívoco "ritmo" sem qualquer outra especificação, como também classificaram o método do ritmo - em vez de cada um dos quatro métodos individuais - como o menos eficaz, devido a 15,5 "Falhas por 100 mulheres-ano". Com esta taxa de insucesso, o método do ritmo ficou em último lugar, não só muito atrás dos métodos mais eficazes, ou seja, a vasectomia (0,02) e a laqueação das trompas (0,13), mas também atrás dos contraceptivos orais (0,32-1,2), do DIU Loop D (1,3), do DIU Copper 7 (1,5), do diafragma (1,9), do preservativo (3,6), da retirada (6,7) e do espermicida (11,9).

As classificações contemporâneas diferem substancialmente deste arquétipo de 1982, mas a nomenclatura e a taxonomia continuam a ser problemas cruciais. Assim, o amplamente conhecido National Health Statistics Report [29] fala de forma inespecífica de "consciência da fertilidade" e indica a probabilidade de gravidez como 25,3 ("probabilidade de uma falha contraceptiva nos primeiros 12 meses de utilização típica de um método contracetivo"). Como não há definição dos métodos que pertencem à sensibilização para a fertilidade e não há referência à utilização perfeita, este valor leva a supor que todos os métodos que normalmente são considerados como de sensibilização para a fertilidade têm a mesma probabilidade de falha contraceptiva, independentemente da utilização típica ou perfeita. Além disso, esta afirmação contradiz os resultados da investigação internacional em que as taxas de gravidez dos métodos baseados na sensibilização para a fertilidade (FAB) com utilização perfeita "variaram entre 0,3 e 5,0 por 100 utilizadoras por ano"[30].

Taxas de insucesso inconclusivas aparecem também numa das principais obras de referência médica, o MSD Manual[31], que utiliza a nomenclatura "abstinência periódica" para falar dos métodos naturais de planeamento familiar. Embora esta obra académica notável e com uma longa história tenha afirmado corretamente, já em 1999, que o método sintotérmico é o mais preciso para determinar os dias em que a abstinência é obrigatória, atribuiu a este método de abstinência periódica uma taxa de insucesso de 10%, o que não está de acordo com a taxa de insucesso estabelecida por um estudo longitudinal baseado em evidências[13].

O que é particularmente desconcertante para o leitor de publicações contemporâneas é o facto de os especialistas em saúde reprodutiva continuarem a atribuir taxas de insucesso a todo um grupo de métodos sem ter em consideração a especificidade de cada método individual. Num estudo proveniente de um instituto de investigação estabelecido, os métodos baseados na sensibilização para a fertilidade não são distinguidos uns dos outros, sendo-lhes atribuída indiscretamente uma taxa de insucesso de 0,4 -5 para uma utilização perfeita e de 24 para uma utilização típica[32]. Além disso, é introduzida uma nova taxonomia que enumera três grupos de métodos como pertencentes aos métodos baseados na sensibilização para a fertilidade, ou seja, "métodos do muco cervical", /sic!/ "métodos da temperatura corporal", /sic!/ e "abstinência periódica ". Para além do problema de uma taxonomia pouco ortodoxa, este estudo levanta a questão de saber como é que um método com uma notável taxa de insucesso de utilização perfeita de 0,4 (sintotérmico) ou 3,2 (ovulação) pode deteriorar-se para uma dececionante taxa de insucesso de 24 em caso de utilização típica.

Uma possível resposta a esta pergunta é dada por um estudo mais recente (2016) sobre as taxas de insucesso em caso de uso típico, com base em dados demográficos e de inquéritos de saúde de 43 países fora dos EUA[33]. Numa comparação de dados, os autores explicam que as suas estimativas relativas à abstinência periódica eram surpreendentemente mais baixas para o mundo em desenvolvimento (ou seja, 13,9) do que para os EUA.

(ou seja, 24). Uma explicação viável para uma disparidade tão inesperada pode ser o facto de o valor para os EUA (24) ser uma estimativa desactualizada, não baseada em investigações recentes, mas retirada " . . de 1995 e 2002 dos Inquéritos Nacionais sobre o Crescimento das Famílias . ."[34, p. 35] Esta afirmação é paralela à declaração feita pela investigação sobre tecnologia contraceptiva que afirma a utilização de números desactualizados: "As estimativas da probabilidade de gravidez durante o primeiro ano de utilização típica ... são retiradas do Inquérito Nacional sobre o Crescimento da Família de 1995."[9, Quadro 3-2, nota 1]

Não são apenas essas referências a dados obsoletos, mas também uma nova taxonomia idiossincrática que contribui para uma imagem confusa dos métodos contraceptivos na investigação contemporânea.[Ao introduzir uma dicotomia entre métodos "modernos" e "tradicionais", os autores explicam que definiram como métodos modernos os seguintes: esterilização masculina e feminina; implantes; DIUs; injectáveis; pílulas contraceptivas orais; preservativos masculinos e femininos; diafragmas; espuma, gelatina e espermicidas; Método dos Dias Padrão; contraceção de emergência; calculadora da roda da fertilidade; e o método Mucus/Billings/Basal body/ Symptothermal /sic!/. Como métodos "tradicionais" definem os seguintes: abstinência periódica (ritmo do calendário); retirada; Método da Amenorreia Lactacional (LAM); "e outros métodos tradicionais lokal ou folk."[34] Como se vê, não só a dicotomia arbitrária entre métodos "modernos" e "tradicionais" parece desconcertante, mas sobretudo a nomenclatura "Mucus/Billings/Basal body/Symptothermal method", ou seja, a amálgama semântica de quatro designações diferentes num único neologismo. Embora estes quatro métodos tenham surgido na história como entidades separadas com caraterísticas distintas, são agora descritos como sendo um único método.

Para além do problema não resolvido das taxonomias, há ainda falta de unanimidade quanto à distinção entre utilização "perfeita" e "típica". Para alguns autores, o primeiro ainda tem o toque de fictício ou imaginário, porque as "taxas de insucesso do mundo real" são as calculadas com base no "uso típico."[35, p. 149] A verdade, no entanto, não é a impossibilidade de um uso perfeito, mas a necessidade de uma instrução aprofundada para os futuros utilizadores de um método específico. Enquanto é irrelevante saber se a mulher que recebe um implante tem conhecimento sobre os efeitos das progestinas, o oposto é verdadeiro para os métodos sintotérmico, de ovulação e TwoDay. A mulher que prevê a utilização de um destes métodos deve estar bem informada e ter experiência na medição da temperatura corporal basal (ou seja, de manhã, antes de se levantar), na avaliação do muco cervical (ou seja, no reconhecimento do "spinnbarkeit") na fase da ovulação e na observação de sintomas como a mastalgia. É de recear que, no passado, tenha sido a falta de comunicação entre o utilizador e o prestador de cuidados que levou a taxas de insucesso baixas de alguns métodos naturais e não tanto as deficiências inerentes ao método em si. Em especial, os resultados dos estudos sobre a utilização de contraceptivos nos países em desenvolvimento podem ter sido afectados por deficiências nos processos de comunicação, de modo que, entre outros, os números relativos à taxa de mortalidade materna[36], ou seja, o risco de morte materna por 100 000 nados-vivos, foram derivados de forma inadequada, e as taxas de insucesso foram incorrectas para os métodos que requerem uma instrução aprofundada a priori para as mulheres que iniciam a sua utilização.

Perante processos de comunicação deficientes, taxonomias inconclusivas, números obsoletos em publicações académicas e dados imprecisos nos meios de comunicação divulgados por agências governamentais, não é de surpreender que os autores de investigação se abstenham frequentemente de mencionar métodos como o Sintotérmico, o Ovulatório, o TwoDay e o Standard Days e se concentrem nos métodos contraceptivos que não necessitam de aconselhamento demorado, mas que permitem procedimentos simples e únicos - mesmo que envolvam custos evitáveis para o consumidor e consequentes ganhos financeiros para as empresas farmacêuticas, como é o caso dos medicamentos e dispositivos.

O problema da segurança dos contraceptivos reversíveis de longa duração (LARC) e a questão da fertilidade

Durante muitos anos, os projectos de investigação centraram-se nos chamados métodos de Contraceção Reversível de Longa Duração (LARC), e foi afirmado que: "Os métodos de contraceção reversível de longa duração, ou LARC, proporcionam uma prevenção fiável, a longo prazo e altamente eficaz da gravidez após a colocação única de um dispositivo."[37, p.461]

Os métodos LARC incluem os dispositivos intra-uterinos (DIUs hormonais e DIUs não hormonais contendo cobre) e os implantes hormonais colocados subdermicamente. Uma vez que estes métodos não requerem o cumprimento de uma prescrição médica, podem ser designados como "esquecíveis". Apesar de algumas publicações afirmarem uma elevada eficácia dos métodos LARC, para muitas mulheres a prioridade máxima não é a eficácia, mas sim a segurança. Lamentavelmente, a questão da segurança ainda não foi abordada de forma satisfatória, porque inclui não só os problemas bem conhecidos dos acontecimentos adversos, ou seja, qualquer experiência indesejável associada à utilização de um produto médico numa doente, mas também a questão da elegibilidade limitada, das contra-indicações e das consequências a longo prazo atualmente desconhecidas. Convém sublinhar que a segurança, neste contexto, se refere principalmente a acontecimentos adversos, efeitos secundários, riscos e complicações, pois a semântica da segurança no que respeita às infecções sexualmente transmissíveis (IST) também deve ser tida em conta. No que diz respeito a esta última conotação, os preservativos de látex surgem como a melhor proteção, para além da abstinência, tal como foi salientado pela FDA: "Com exceção da abstinência, os preservativos de látex são a melhor proteção contra o VIH/SIDA e outras IST"[7].

Já em 1986, não só estudos especializados mas também livros de referência médica alertavam para o facto de os estrogénios favorecerem a ocorrência de eventos tromboembólicos, como acidentes vasculares cerebrais e enfartes cardíacos.[38, p. 895] Nessa altura, sabia-se que o uso prolongado de medicamentos contendo estrogénios e gestagénios causava hipertensão, aumento de peso e edema. Em 2000, os investigadores chamaram a atenção para as complicações graves do DIU, como a expulsão espontânea, a perfuração e as infecções ascendentes com potencial para causar infertilidade[12, p. 84].

Apesar da afirmação contemporânea feita pelos defensores do LARC de que "quase todas as mulheres podem usar o DIU com segurança"[37, p. 462], é necessário chamar a atenção para as numerosas condições em que esta afirmação não pode ser considerada válida. Como admitem os defensores dos LARC, as mulheres não devem ser submetidas à inserção de um DIU em casos como hipersensibilidade ao cobre (a utilização do DIU com cobre está excluída) ou hipersensibilidade a outros componentes de qualquer um dos tipos de DIU; infeção pélvica atual ou doença sexualmente transmissível (DST); cancros ginecológicos; cervicite purulenta atual ou infeção conhecida por clamídia ou gonococos; e algumas outras condições médicas graves.

Relativamente às condições médicas pouco propícias, estas são numerosas e foram resumidas nos "Critérios de elegibilidade médica para a iniciação de métodos LARC"[37, p. 464], nomeadamente Cavidade uterina distorcida (que é incompatível com a colocação do DIU); uma anomalia anatómica que distorce a cavidade uterina (pode impedir a colocação adequada do DIU); doença inflamatória pélvica atual; infeção gonocócica ou por clamídia, ou cervicite purulenta; sépsis pós-parto ou pós-aborto; doença trofoblástica gestacional intra-uterina persistente (risco de perfuração, infeção e hemorragia); cancro do colo do útero (risco aumentado de infeção e hemorragia na inserção - o DIU deve provavelmente ser removido aquando do tratamento do cancro); cancro do endométrio (risco aumentado de infeção, perfuração e hemorragia na inserção; necessidade de remoção aquando do tratamento do cancro); hemorragia vaginal inexplicada (suspeita de doença grave); suspeita de gravidez ou de uma doença patológica subjacente (por exemplo, cancro pélvico); padrões hemorrágicos irregulares (se associados ao método utilizado, podem mascarar sintomas de condições patológicas subjacentes); cancro da mama atual (a estimulação hormonal pode agravar a condição); história de cancro da mama sem evidência de doença durante 5 anos; transplante complicado de órgãos sólidos (os dados sobre os riscos e benefícios são limitados nesta população); lúpus eritematoso sistémico (com trombocitopenia grave suscita preocupação quanto a um risco acrescido de hemorragia); lúpus eritematoso sistémico (com anticorpos antifosfolípidos positivos ou desconhecidos suscita preocupação quanto a um risco acrescido de trombose arterial e venosa); cirrose grave descompensada (a exposição hormonal pode agravar a situação); adenoma hepatocelular ou neoplasia hepática (a exposição hormonal pode agravar a situação).

Para além destas 15 condições, que excluem da elegibilidade médica os LARC, existem - como para quase todos os medicamentos - numerosos eventos adversos, efeitos secundários e riscos. Relativamente aos efeitos secundários, os defensores dos LARC admitem: "Um efeito secundário comum da utilização de um DIU contendo cobre é o aumento da hemorragia menstrual."[37, p. 463] No que diz respeito a uma das complicações mais perigosas, nomeadamente a perfuração, foi admitido que "a perfuração uterina, embora rara, pode ser mais prevalente entre as mulheres que estão a amamentar."[37, p. 465] A perfuração, no entanto, deve ser vista como uma das complicações mais temidas e tem sido discutida há vários anos. Já em 2000 se recomendava a realização de uma ecografia imediatamente a seguir à inserção[12, p. 83]. Apesar das afirmações que menosprezam o risco de perfuração, este evento adverso deve ser sempre tido em conta, sobretudo tendo em conta as complicações adicionais subsequentes à penetração da parede uterina e ao deslocamento do dispositivo na cavidade abdominal.

No que respeita ao tromboembolismo associado à utilização de LARC, os proponentes afirmam que ainda não existem estudos conclusivos, mas no que respeita à expulsão existem alguns dados disponíveis. Estes dados indicam que as taxas de expulsão são mais baixas quando a inserção é efectuada 4 a 8 semanas após o parto. "As taxas de expulsão variam muito consoante a população estudada, mas são geralmente mais baixas quando o DIU é inserido imediatamente após a expulsão da placenta (3 a 27%)

do que quando é inserido 10 minutos a 48 horas após a expulsão da placenta (11 a 27%); ambas as taxas são mais elevadas do que as da inserção padrão entre 4 a 8 semanas após o parto (0 a 6%)."[37, p. 466]

Relativamente aos eventos adversos associados especificamente aos implantes, os estudos revelaram uma série de condições, para além da hemorragia como principal complicação. "Os acontecimentos adversos mais comuns, para além da hemorragia não programada, que foram considerados possivelmente, provavelmente ou definitivamente relacionados com o implante de etonogestrel incluíram dores de cabeça (16%), aumento de peso (12%), acne (12%), sensibilidade mamária (10%), labilidade emocional (6%) e dor abdominal (5%)."[39] No caso do acetato de medroxiprogesterona de depósito (DMPA), outro contracetivo só de progestina que reduz os níveis de estrogénio, foi confirmada a diminuição da densidade mineral óssea. No que diz respeito à complexa questão das interações, como, por exemplo, a diminuição do efeito das hormonas em conjunto com a utilização de antibióticos, devem ser fornecidos dados adicionais, uma vez que também são de interesse para os leitores da imprensa escrita.[40] The same is true for questions regarding systemic effects of oral contraceptives, such as lipid metabolism (eg, High Density Lipoprotein [HDL] / Low Density Lipoprotein [LDL] quotient under the influence of estrogen and gestagens), blood pressure (eg, hypertension as contraindication for hormonal contraception), carbohydrate metabolism (eg, diabetes latente considerada desfavorável para o uso de contraceptivos orais e diabetes patente como contraindicação relativa), função hepática (por exemplo, perigo de colelitíase devido à formação reduzida de ácido cólico) e sistema de coagulação (por exemplo, correlação positiva entre a dose de etinilestradiol e a ocorrência de trombose e embolia).[Ainda por resolver, embora implicitamente considerada provável durante muito tempo,[38, p. 895] está a relação causal entre a contraceção hormonal e as perturbações psiquiátricas, como a depressão[41].

Face às perguntas sem resposta e às descrições incompletas dos efeitos secundários encontradas em publicações de investigação, é compreensível que as mulheres procurem alternativas na área dos métodos naturais não hormonais. Estes métodos não só são considerados isentos de eventos adversos e riscos, como também têm o potencial de serem fundamentais nos tratamentos de infertilidade.

No que diz respeito ao tema da fertilidade, é de salientar os estudos farmacogenéticos sobre o tamoxifeno, um fármaco que teve origem na investigação sobre a fertilidade nos anos 60[42]. Este fármaco antiestrogénico é atualmente muito utilizado no tratamento do cancro da mama com recetor de estrogénio alfa positivo. O tamoxifeno é bioactivado por enzimas do citocromo P450 (CYP), como o CYP2B6 e o CYP3A475, o que leva à formação de metabolitos com maior atividade, incluindo o 4-hidroxi-tamoxifeno e o endoxifeno[43]. Aparentemente, os polimorfismos nos genes que codificam estas enzimas influenciam não só o tamoxifeno, mas também os metabolitos activos do tamoxifeno no soro e, consequentemente, afectam as taxas de resposta dos doentes. Devido a uma elevada variabilidade interindividual na resposta, foi considerada uma abordagem personalizada do tratamento. Relativamente à questão da personalização do tratamento com tamoxifeno, foram realizados vários estudos para esclarecer a influência dos polimorfismos na farmacocinética e farmacodinâmica do tamoxifeno. No entanto, "o tratamento personalizado do tamoxifeno com base na genotipagem ainda não reuniu consenso"[43].

Para além dos estudos sobre o tamoxifeno no âmbito da investigação sobre a fertilidade, existem outros estudos que se centram na questão da fecundidade em populações especiais. Um dos estudos mais recentes salienta a importância dos métodos baseados na sensibilização para a fertilidade para um grupo especial de pacientes, ou seja, os casais serodiscordantes para o VIH[44]. Este estudo assume de forma convincente que os casais heterossexuais serodiscordantes para o VIH constituem um grupo especial para o qual o equilíbrio entre a gravidez desejada e o risco de transmissão do vírus deve ser cuidadosamente considerado e optimizado. No que respeita à relação custo-eficácia, o método do calendário, da temperatura corporal basal e das secreções do muco cervicovaginal são considerados os mais adequados e acessíveis. Na sua conclusão, os autores declaram que estes métodos "proporcionam opções eficazes, económicas e acessíveis para os casais serodiscordantes para o VIH conceberem, minimizando a exposição viral desnecessária"[44].

A questão das populações especiais é crucial não só para os tratamentos de fertilidade, mas também para os doentes que pretendem contraceção enquanto sofrem de doenças malignas ou no rescaldo do tratamento do cancro. Outra questão em aberto é a relação causal entre os inibidores da ovulação e as neoplasias. Ao longo dos anos, têm sido comunicados resultados controversos sobre este tema, mas pelo menos o aumento do risco de neoplasia intra-epitelial cervical nas mulheres que tomam a pílula é conhecido há várias décadas[12, p. 77].

Os medicamentos e dispositivos podem ser utilizados "com segurança" por todas as mulheres?

Tendo em conta um grande número de problemas não resolvidos, contra-indicações, acontecimentos adversos e riscos associados à contraceção hormonal, as mulheres são aconselhadas a ter cuidado com a afirmação frequente de que os métodos contraceptivos "podem ser utilizados com segurança". Por vezes, pode ser aconselhável ignorar as afirmações de segurança se estas forem proferidas por autores que têm de declarar conflitos de interesses, tais como honorários por participarem em conselhos consultivos, subsídios de empresas farmacêuticas e incentivos semelhantes para favorecer um determinado produto. Acima de tudo, as mulheres devem estar conscientes das ambiguidades inerentes à noção de segurança. Assim, num dos estudos mais recentes sobre a contraceção de emergência, os medicamentos são considerados "seguros" desde que não provoquem a morte ou uma complicação grave: "Segurança - nenhuma morte ou complicação grave foi causalmente associada à contraceção de emergência."[45, p. 8] O que falta esclarecer, evidentemente, é a noção de "complicação grave", porque cada mulher pode querer exercer o seu próprio julgamento sobre o que uma complicação grave pode significar para ela pessoalmente, tendo em conta a sua idade, actividades profissionais, situação familiar, etc.

O que deve ser reiterado neste contexto é o significado de "seguro" no que diz respeito à proteção contra infecções sexualmente transmissíveis (IST). Tal como acontece com a maioria dos outros métodos e dispositivos hormonais, exceto a abstinência, os LARC não podem ser considerados "seguros" no que diz respeito às doenças contagiosas. "As mulheres sexualmente activas estão expostas ao risco de gravidez, bem como ao risco de infecções sexualmente transmissíveis (IST), como o VIH, a hepatite B, o papilomavírus humano, a clamídia trachomatis, a sífilis e a gonorreia, cujas sequelas podem ser fatais. Os contraceptivos implantáveis não aumentam o risco nem oferecem proteção contra as IST."[39]

De um ponto de vista internacional, vale a pena referir que, desde há muito tempo, o tema da segurança e dos acontecimentos adversos tem sido um foco de interesse não só para ginecologistas e especialistas em saúde reprodutiva, mas também para médicos de clínica geral. Os médicos de clínica geral alemães propuseram, já em 1998, um esquema segundo o qual os contraceptivos orais estão causalmente relacionados com a incidência de determinadas doenças[46, p. 845]. 845] De acordo com este esquema, a incidência está aumentada no caso de hipertensão, angiopatias coronárias, rosácea, ulcus ventriculi, cistite, síndrome de Budd-Chiari (oclusão da veia hepática devido a trombose idiopática, tumor ou outras causas que levam a hepatoesplenomegalia, iterícia, ascite e hipertensão portal), ascite e hipertensão portal), tromboembolismo, adenomas do fígado, vitiligo, colite ulcerosa, cervicite, crises epilépticas, apoplexia, cloasma (hiperpigmentação irregular), gengivite, colelitíase, porfiria (perturbação do metabolismo da porfirina) e otosclerose. A incidência parece não ser afetada no caso do carcinoma mamário e do carcinoma do colo do útero. A incidência parece ser reduzida no caso de carcinoma do ovário, carcinoma do endométrio, adnexite (salpingo-ooforite), endometriose, tumores benignos do ovário, anemia, ulcus duodeni, miastenia gravis, doenças da glândula tiroide, artrite reumatoide, esclerodermia (aumento do tecido conjuntivo colagénico na pele), hipermenorreia, dismenorreia, síndrome pré-menstrual, hirsutismo (crescimento de pêlos em locais invulgares), acne (condição inflamatória das glândulas sebáceas) e doenças benignas da mama.

Embora este esquema enumere um número surpreendente de doenças, está longe de estar completo. Com o avanço da investigação, surgem novos conhecimentos, como por exemplo sobre o angioedema hereditário[47, 48], cujas manifestações como edema da laringe ou da glote podem levar a situações de risco de vida[49,50]. Descobriu-se que os medicamentos que contêm estrogénios, para além dos inibidores da enzima de conversão da angiotensina (ECA) e do ácido acético, estão relacionados com o angioedema hereditário, cujo tipo III ocorre - por razões desconhecidas - predominantemente em mulheres[51].

Dada a possibilidade de complicações que só poderão ser descobertas em investigações futuras, as afirmações relativas à segurança dos medicamentos e dispositivos devem ser examinadas com a máxima cautela. Para além das ameaças à saúde documentadas cientificamente, há que ter em conta a intolerância subjectiva de cada mulher às hormonas ou a aversão aos medicamentos e dispositivos. Estas predisposições subjectivas podem ser o principal motivo que leva as mulheres a procurar soluções na área da contraceção definitivamente "segura". Quanto ao número de mulheres que estariam dispostas a adotar uma contraceção não hormonal segura, recorre-se às estatísticas nacionais de saúde, mas até agora aparentemente não abordaram esta questão, apesar de o seu interesse pela contraceção e pela gravidez.

Estatísticas de saúde centradas na contraceção e na gravidez

Embora a contraceção per se seja uma questão predominantemente ginecológica, o intrincado entrelaçamento com outras disciplinas, especialmente com estudos populacionais, torna compreensível que investigadores de muitas outras áreas se sintam qualificados para comentar vários aspectos do planeamento familiar e do controlo da natalidade. No que diz respeito aos dados estatísticos que permitem conhecer questões como a frequência do uso de contraceptivos, a gravidez intencional ou não intencional e o aborto, surge o ceticismo em relação às metodologias utilizadas, aos pressupostos assumidos e às estimativas apresentadas. Como se pode ver num estudo de 2012 sobre gravidezes intencionais e indesejadas a nível mundial[52], surgem problemas sérios nas tentativas de recolher dados apenas de um número limitado de regiões e de utilizar esses dados para propor estimativas para um grande número de outras regiões, que são bastante diferentes do ponto de vista cultural e socioeconómico.

Assim, ao visar todo o continente europeu para a recolha de dados sobre nascimentos não planeados, os inquéritos ditos "nacionalmente representativos" - cuja qualidade raramente é comparável à dos inquéritos do National Center for Health Statistics dos EUA - foram realizados em apenas sete países. Para os dados relativos a certas zonas específicas, foram escolhidos três países, sem que se tenha justificado a escolha precisamente desses países, que apresentam desigualdades socioeconómicas consideráveis: "Para a Europa, as estimativas de nascimentos não planeados em 2012 ... baseiam-se em inquéritos representativos a nível nacional realizados entre 2008 e 2012 em sete países que representam 55% dos nascimentos na Europa, e em inquéritos realizados entre 2004 e 2007 em três países (Moldávia, Roménia e Ucrânia) que representam 9% dos nascimentos na região."[52, p. 304]

Como os autores admitem, algumas sub-regiões europeias estão sub-representadas por estes estudos, pelo que não são calculadas médias sub-regionais. Tendo em conta a afirmação de que "uma média ponderada das estimativas baseadas em inquéritos é aplicada a toda a Europa"[52, p. 304], coloca-se a questão de saber até que ponto essas médias ponderadas são fiáveis. Esta questão é particularmente importante se considerarmos as diferenças socioculturais historicamente enraizadas entre a Europa Oriental e Ocidental, as diferenças menos pronunciadas, mas claramente evidentes, entre o Norte e o Sul da Europa e o estatuto especial da Europa Central.

O problema mais crucial é, evidentemente, a terminologia escolhida para clarificar o objetivo principal do estudo, nomeadamente as gravidezes "planeadas e não planeadas". Na formulação das definições, os autores propõem que as gravidezes não planeadas "consistem em nascimentos não planeados, abortos induzidos e abortos espontâneos resultantes de gravidezes não planeadas". Como "nascimentos não planeados", definem aqueles que "ocorrem dois ou mais anos antes do desejado ("intempestivos") e aqueles que não foram desejados de todo pela mãe ("indesejados")."[52, p. 303] Perante tais definições, é de esperar que se ponha em causa o pressuposto de que as mulheres são capazes de indicar com algum grau de certeza em que momento do tempo planearam engravidar e em que momento do tempo não desejaram engravidar. Na mesma linha, existe o problema do carácter retrospetivo das questões colocadas e da alteração da perceção da gravidez pelas mulheres ao longo do tempo. "Na maior parte dos casos, as nossas estimativas da incidência de nascimentos não planeados baseiam-se nos relatórios retrospectivos das mulheres até três anos após a ocorrência do nascimento."[52, p. 311] Tais relatórios, é de recear, são influenciados por mudanças nas atitudes das mulheres em relação aos seus nascimentos ao longo do tempo. Como foi demonstrado por estudos, e parece perfeitamente plausível, as mulheres que afirmam não desejar engravidar, mas que mais tarde engravidam e têm um filho, irão reportar no momento do inquérito que a gravidez foi planeada. No que diz respeito ao problema do carácter heterogéneo das definições utilizadas, os autores apenas podem conjeturar que os enviesamentos criados por definições não uniformes podem ser compensados por estimativas melhoradas: "Consideramos que a melhoria das estimativas sub-regionais e regionais obtida com a utilização destes dados compensa os enviesamentos relativamente pequenos introduzidos pelas diferentes definições."[52 p. 303]

Para além das definições uniformes, um problema fundamental nos estudos estatísticos é a utilização das fontes de dados. Não só há fontes de dados que são absolutamente incomparáveis, como também há fontes de dados que diferem no que respeita a períodos de tempo. São estas fontes de dados pouco fiáveis que podem ter levado a resultados que mostram um aumento da taxa de gravidez indesejada na Europa. "O aumento observado na taxa de gravidez indesejada na Europa pode resultar, em parte, da utilização de fontes de dados não comparáveis e de fontes de dados de diferentes países para os dois períodos de tempo, e possivelmente de elevadas taxas de gravidez indesejada na crescente população de imigrantes."[52, p. 312]

Embora o conceito de "gravidez indesejada" seja fundamental em alguns estudos estatísticos, não existe uma definição inequívoca do que constitui uma "gravidez indesejada". Este ponto crucial é considerado um "desafio metodológico crítico" e está ligado a vários factores, nomeadamente as mudanças nas intenções de fertilidade ao longo do tempo, a atitude da mulher em relação a uma gravidez específica e a definição de gravidez "intempestiva": "Além disso, a definição de gravidez indesejada apresenta um desafio metodológico crítico porque (a) a intensidade das intenções de fecundidade pode variar entre mulheres e ao longo do tempo na vida de uma mulher, (b) os sentimentos de uma mulher em relação a uma gravidez específica podem mudar com o passar do tempo, e (c) o grau de erro de timing utilizado para definir gravidez indesejada varia entre estudos e afecta as estimativas resultantes."Outra preocupação metodológica é a capacidade de captar elementos mais matizados das intenções de fecundidade, e nem todos os estudos conseguem captar esses elementos: "A medida dicotómica aqui utilizada não capta elementos mais matizados das intenções de fecundidade abordados noutros estudos."[52, p. 312]

Tendo em conta estes problemas metodológicos, podemos ou não ficar convencidos com a afirmação de que 222 milhões de mulheres no mundo em desenvolvimento "tinham necessidades não satisfeitas de um método contracetivo moderno em 2012."[52, p. 312] Hipotetizando sobre a possibilidade de satisfazer estas necessidades, estima-se que "54 milhões de gravidezes indesejadas, incluindo 21 milhões de nascimentos não planeados e 26 milhões de abortos, seriam evitados anualmente."[52, p. 312]

Independentemente da exatidão dos dados apresentados, a possibilidade do aborto como solução para a gravidez indesejada deve ser levada a sério, especialmente tendo em conta a sua dimensão mundial: "Oitenta e cinco milhões de gravidezes, representando 40 por cento de todas as gravidezes, não foram planeadas em 2012. Destes, 50 por cento terminaram em aborto, 13 por cento em aborto espontâneo e 38 por cento resultaram num nascimento não planeado."[52, p. 301] Perante estes números, os defensores do planeamento familiar têm, naturalmente, o direito de chamar a atenção para o problema do aborto[53] e de manifestar a esperança de que a incidência de gravidezes indesejadas e inoportunas diminua nos próximos anos, como é o objetivo da Cimeira de Londres de 2012 sobre o Planeamento Familiar.

Contraceção e aborto

No que respeita à possibilidade de evitar 26 milhões de abortos por ano, devem ser exploradas estratégias corretivas, e uma maior sensibilização para a contraceção de emergência poderá contribuir para atenuar este problema global. Como já foi referido, as pílulas aprovadas para a contraceção de emergência devem ser utilizadas no prazo de 72-120 horas após o coito desprotegido e são mais eficazes quando tomadas o mais rapidamente possível. Apesar da advertência de que a contraceção de emergência "não deve ser utilizada como uma forma regular de controlo da natalidade"[7], é cada vez mais utilizada por mulheres cuja atividade sexual está em declínio, pelo menos nos países desenvolvidos. No mundo em desenvolvimento, a principal vantagem da intensificação do uso da contraceção de emergência seria evitar o aborto não medicamentoso em casos de contraceção negligenciada ou mal sucedida. Os principais obstáculos a essa utilização da contraceção de emergência são considerações éticas. Para um número considerável de mulheres, as crenças religiosas e as convicções culturais ou étnicas são irreconciliáveis com qualquer forma de aborto e, no que respeita à contraceção de emergência, a questão da abortogenicidade ainda não foi respondida de forma satisfatória - apesar das numerosas tentativas nesse sentido.

Estudos modernos têm sublinhado repetidamente que os medicamentos disponíveis para a contraceção de emergência podem ser considerados seguros e eficazes, e esta afirmação inclui também o acetato de ulipristal (UPA)[45]. Num estudo de 2015, centrado na questão do efeito do UPA sobre a ovulação como o mecanismo de ação mais importante[54], foi explicado por que razão o UPA é recomendado como primeira escolha de contraceção hormonal de emergência (CE), e foram sublinhadas duas razões para a alegada superioridade do UPA: No que respeita à eficácia, supera o levonorgestrel; e no que respeita à segurança, é comparável à contraceção de emergência com levonorgestrel. Como primeiro mecanismo de ação, a inibição da ovulação é assumida com base em "todos os ensaios", mas admite-se também que "alguns autores ainda postulam que um efeito pós-fertilização também é possível."[54] Com base em várias experiências relevantes e nos seus resultados, os autores do estudo concluem que "o papel abortivo da Mifepristona ("RU-486"), em doses mais elevadas, poderia influenciar negativamente a atitude em relação aos compostos da mesma família."54] Como é sabido, o medicamento está aprovado para utilização em combinação com o misoprostol em vários países para interromper uma gravidez, sendo a dose administrada de 200-600 mg, o que é 8 a 60 vezes superior à dose utilizada para a CE, de acordo com uma declaração da OMS de 2012[55].

No que diz respeito ao mecanismo de ação, os autores admitem no estudo de 2015 que "o mecanismo exato de ação da UPA não está completamente esclarecido. Em particular, ainda é pouco conhecido quando actua como agonista ou antagonista da progesterona."[54] Também admitem que atualmente não existe um método de identificação da fertilização; essa identificação, no entanto, seria a única forma de mostrar se a UPA actua na fase inicial do zigoto. No entanto, "as tentativas de identificar uma molécula que pudesse funcionar como um marcador precoce da fertilização não foram bem sucedidas", e isto também é verdade para uma proteína chamada "fator de gravidez precoce" (EPF)[54]. Esta proteína foi descrita pela primeira vez em ratos como um agente imunossupressor e subsequentemente identificada em outras espécies e em seres humanos. As caraterísticas biológicas do EPF são consideradas como uma oportunidade para diagnosticar a gravidez precoce, de modo a que, no futuro, possa ser um marcador para verificar o mecanismo de ação da UPA. Dada a inexistência de marcadores precoces de fertilização, é importante ter em conta a hipótese de abortogenicidade da UPA e as preocupações éticas daí decorrentes. "O problema ético surge ao considerar a possibilidade de seu efeito pós-fecundação putativo, baseado na afirmação de que causa aborto"[54].

Este mesmo problema ético é também abordado em estudos mais recentes que se debruçam sobre a perceção de que a UPA é um modulador seletivo do recetor de progestagénio (SPRM), enquanto no passado era considerada um antagonista da progestina. Enquanto ligandos dos receptores de progesterona, os SPRM exercem numerosos efeitos selectivos nos tecidos in vivo. "Os SPRM actuam como agonistas, antagonistas ou como agonistas/antagonistas combinados, dependendo do tecido sensível à progesterona afetado pelo SPRM. Para além da mifepristona e da UPA, existem alguns SPRMs que foram ou estão atualmente a ser investigados em ensaios clínicos."[56] O asoprisnil foi testado para o tratamento de miomas e menorragia, endometriose e - em conjunto com estrogénio - para terapia pós-menopausa. O acetato de telapristona foi examinado para miomas, endometriose, cancro da mama, amenorreia e insuficiência renal.

No que diz respeito aos dados clínicos, foi salientado que a UPA é utilizada para contraceção de emergência (CE), para além dos métodos de contraceção de emergência já disponíveis, ou seja, a pílula combinada de estrogénio e progestina em dose elevada, a inserção de um dispositivo intrauterino (DIU) de cobre e a utilização de levonorgestrel (LNG) na dose de 1,5 mg. A administração de UPA oral como contraceção de emergência era inicialmente na dose de 50 mg, mas atualmente é de 30 mg.

Numa comparação dos métodos de CE, o DIU de cobre surge como o mais eficaz, uma vez que tem as vantagens de proporcionar também contraceção futura, de ser eficaz e económico e de oferecer a possibilidade de inserção até sete dias após a relação sexual desprotegida, mesmo em mulheres nulíparas. Os inconvenientes são os acontecimentos adversos, como o aumento da perda de sangue menstrual e a dismenorreia, e a necessidade de um profissional para efetuar a inserção. Está contraindicado em mulheres com risco acrescido de infeção pélvica. Numa comparação de soluções hormonais orais, a UPA é mais eficaz do que o método LNG ou o contracetivo oral combinado.

Apesar de tais vantagens da AUP, o problema dos eventos adversos não pode ser deixado de lado. No que diz respeito à segurança no sentido de ser realmente eficaz, o estudo de 2017 explica que dados de farmacovigilância pós-comercialização relataram que ocorreram gravidezes em 6,8% das pacientes que usaram UPA como CE. "Quando os dados de ambos os ensaios clínicos e de pós-comercialização foram incluídos, um total de 376 gravidezes foram relatadas. Para 232 (62%) delas, o resultado foi: 28 nascidos vivos (29 recém-nascidos), 34 abortos espontâneos, 151 abortos induzidos, quatro gravidezes ectópicas e 15 gravidezes em curso no momento da publicação."[56] Relativamente aos acontecimentos adversos, tanto nos estudos CE como nos dados pós-comercialização, foi afirmado que "o UPA foi bem tolerado". No entanto, também foi admitido que a dor de cabeça foi o evento adverso mais frequente nos estudos clínicos, ocorrendo em 19,3% dos casos (em comparação com 18,9% dos que usaram levonorgestrel) e em 6,4% da população do estudo pós-comercialização. "No estudo pós-comercialização, as náuseas, as dores abdominais e os vómitos foram os sintomas mais comuns, ocorrendo em 13,3% das pacientes." Dado o impacto tão grande na qualidade de vida, os autores confessam que "as mulheres foram aconselhadas a utilizar um método contracetivo de barreira até à menstruação seguinte e foram informadas de que, durante o ciclo menstrual seguinte, poderia ocorrer hemorragia intermitente."[56] Para além dos efeitos adversos em sentido estrito, há também a questão da interação devido ao metabolismo da UPA. A UPA é metabolizada através do citocromo P450 3A4, pelo que pode ocorrer uma redução da eficácia quando são utilizados fármacos que são conhecidos por efectuarem a indução do citocromo. Estes incluem a rifampicina, o dabrafenib, a enzalutamida, determinados medicamentos anti-epilépticos como a primidona, a fenitoína ou a carbamazepina e a erva de S. João. É controverso se as mulheres que amamentam devem utilizar UPA, uma vez que pode haver excreção no leite.

No que diz respeito ao mecanismo de ação do UPA , o estudo de 2017 confirma a inconclusividade da hipótese de atraso da ovulação. A prevenção da ovulação ocorre quando os níveis da hormona luteinizante estão a aumentar. A administração na fase lútea média revelou uma atividade luteolítica e um efeito antiprogestina dose-dependente no endométrio. Dadas as incertezas quanto ao mecanismo de ação, supõe-se que o efeito seja contracetivo ou contragestivo. "Alguns autores, portanto, atribuem caraterísticas contraceptivas (ou seja, prevenção da fertilização) e contragestivas (ou seja, prevenção da implantação) à UPA"[56].

Para além da questão da abortogenicidade, parece legítimo assumir, com base em estudos recentes, que a utilização do acetato de ulipristal (UPA) não se restringirá à contraceção de emergência, mas será também alargada como opção de tratamento para os miomas sintomáticos em mulheres que pretendem preservar a sua fertilidade ou evitar uma histerectomia. Quando utilizada como CE, a UPA 30 mg é recomendada para mulheres nas 102 horas seguintes ao coito desprotegido. Como tratamento dos miomas, a dose diária de UPA 5 mg deve ser administrada por períodos de três meses como estratégia pré-cirúrgica, de modo a reduzir não só a hemorragia e o tamanho dos miomas, mas também para facilitar os procedimentos cirúrgicos.

Relativamente a desenvolvimentos futuros, espera-se que a UPA possa ser utilizada para outras indicações, como a prevenção ou o tratamento da endometriose e do cancro da mama. No que diz respeito às ramificações éticas, resta saber se a principal aplicação continuará a ser a contraceção de emergência e se será possível resolver a controvérsia entre o mecanismo de ação contracetivo e o contracetivo.

Conclusão

Tendo em conta os problemas não resolvidos relativos à abortogenicidade dos fármacos, os estudos estatísticos assolados por desafios metodológicos, os inquéritos incompletos sobre métodos contraceptivos apresentados pelas agências norte-americanas, os números desactualizados nas publicações de investigação, os sítios Web propensos a erros e os dados pouco fiáveis encontrados nos meios de comunicação social sobre cuidados de saúde, é duvidoso que a informação atualmente acessível às mulheres norte-americanas seja suficiente para lhes permitir exercer o seu direito de autodecisão como pacientes autónomas plenamente informadas. No entanto, a autodecisão do paciente é um dos princípios éticos fundamentais e uma conquista histórica da American Hospital Association, cuja "Bill of Rights" para os pacientes hospitalares surgiu já em 1973[57]. Para além da negligência do princípio bioético do consentimento informado, que exige uma informação completa para permitir uma escolha inteligente, existe atualmente também um desrespeito pelo princípio nil nocere, que estipula a prioridade para o método menos prejudicial. A indiferença em relação a estes princípios equivale à negação da autonomia do doente. As insuficiências encontradas nas publicações académicas e nos sítios Web sublinham a necessidade de revisão dos dados e de reconhecimento dos princípios bioéticos. Por conseguinte, os investigadores e os editores são aconselhados a refletir sobre a sua responsabilidade ética de promover processos de decisão autónomos para cada mulher, independentemente do seu contexto sociocultural ou crença religiosa.

Implicações

As dimensões sociopolíticas do acesso à contraceção para todas as mulheres foram suficientemente delineadas e sublinhadas pela estipulação de poupar o dinheiro dos contribuintes através do planeamento familiar[2]. O que falta realizar é a divulgação de informação em conformidade com os princípios bioéticos, ou seja, descrições exactas e completas de todos os métodos contraceptivos disponíveis, incluindo os que são mais adequados para as mulheres que procuram evitar medicamentos, dispositivos, riscos e efeitos secundários[58].[58] Uma sensibilidade acrescida às necessidades destas mulheres no futuro parece tanto mais obrigatória quanto a investigação baseada em provas produz dados que demonstram que os contraceptivos hormonais têm um impacto negativo no bem-estar geral das mulheres e na sua qualidade de vida[59].

Além disso, como noutras sociedades,[60] um segmento considerável da população dos EUA professa uma preferência por um estilo de vida "natural". Este segmento poderia estar particularmente inclinado a adotar métodos contraceptivos que são mais apropriadamente rotulados de "naturais", de modo a que a percentagem de mulheres americanas que atualmente não usam contraceção (38%)[29] pudesse ser reduzida ainda mais. De uma perspetiva sócio-política, que defende a igualdade de direitos, e de um ponto de vista bioético, que enfatiza a autonomia,[1] parece imperativo que seja fornecida informação não adulterada sobre todos os métodos disponíveis, de acordo com os princípios do consentimento informado e do nil nocere. O objetivo comum dos esforços em matéria de cuidados de saúde e de política de saúde deveria ser a possibilidade de cada mulher exercer o seu direito de autodecisão e fazer uma escolha bem reflectida no que diz respeito às opções contraceptivas, de acordo com as suas próprias necessidades e convicções, como já foi afirmado em 2003[61].

Referências

1 Código de Ética Médica. Opiniões actuais. Chicago, Illinois: Associação Médica Americana, 1992.

2 Cleland K, Peipert J, Westhoff C, Spear S, Trussell J. Family planning as a cost-saving preventive health service (Planeamento familiar como um serviço de saúde preventivo que poupa custos). *N Engl J Med* 2011; 364 (18).e37. DOI:10.10561 NEJM p.1104373.

3 Secura GM, Madden T, McNicholas C, et al. Provisão de contraceção de ação prolongada e gratuita e gravidez na adolescência. *N Engl J Med* 2014; 371:13161323.

4 Jacob JA. Campanha de saúde pública centra-se na saúde sexual dos adolescentes. *JAMA* 2016; 315(4):336.

5 Gossett DR, Kiley JW, Hammond C. A contraceção é um serviço fundamental de cuidados primários. *JAMA* 2013; 309 (19): 1997-1998.

6 Carolyn M. Controvérsia sobre a cobertura da contraceção. *JAMA* 2013; 310 (12):1287-1288.

7 Food and Drug Administration. Disponível em: http://www.fad.gov/ForConsumers/ByAudience/ForWomen/FreePublications/ucm31 3215. htm.) (Acedido em 16 de janeiro de 2017).

8 Trussell J. Eficácia dos contraceptivos. Quadro 3-2. Em: Hatcher RA, Trussell J, Nelson AL, Cates W, Kowal D, Policar M. Contraceptive Technology: Twentieth Revised Edition. Nova Iorque, NY: Ardent Media, 2011.

9 CTFailure.Table.pdf
Disponível em:

www.contraceptivetechnology.org/the-book/take-a-peek/contraceptive-efficacy.).

(Acedido em 27 de agosto de 2016).

10 Ganong WF. Revisão de Fisiologia Médica. East Norwalk, Connecticut: Prentice-Hall International Inc. ,1995 (17th ed.).

11 Trussell, J. Contraceptive Failure in the United States [Falha de Contraceção nos Estados Unidos]. *Contraception*. 2011;83(5):397-404. Doi:10.1016/j.contaception.2011.01.021.Epub2011 Mar12.

12 Gröger S, Grüne B. Kontrazeption. In: K. Diedrich (Ed.) Gynakologie und Geburtshilfe. Berlin: Springer, 2000; pp. 60-87.

13 Frank-Herrmann P, Heil J, Gnoth C, et al. A eficácia de um método baseado na sensibilização para a fertilidade para evitar a gravidez em relação ao comportamento sexual de um casal durante o período fértil: um estudo longitudinal prospetivo. *Human Reproduction* 2007; 22(5): 1310-1319.

14 Womenshealth. Disponível em: http://www.Womenshealth.gov/publications/our-publications/fact-sheet/birth-control-methods.html.).

(Acedido em 23 de janeiro de 2017).

15 Gabinete dos Assuntos da População. Disponível em: http://www.hhs.gov/opa/pregnancy-prevention/non-hormonal-methods/natural-family- planning/index).

(Acedido em 24 de janeiro de 2017).

16 Médico de família. Disponível em: http://www.familydoctor.org/familydoctor/en/prevention-wellness/sex-birth-

control/natural-family-planning.). (Acedido em 21 de junho de 2016).

17 Gabinete de Saúde da Mulher. Disponível em:

https://www.womenshealth.gov/a-z-topics/birth-control-methods.
(Acedido em 24 de janeiro de 2017).
18 Congresso Americano de Obstetras e Ginecologistas (ACOG).
Disponível em:
http://www.acog.org/Womens-Health/Birth-Control-Contraception.).
(Acedido em 14 de fevereiro de 2017).
19 Congresso Americano de Obstetras e Ginecologistas (ACOG).
Disponível em:
www.acog.org/Patients/FAQs/Fertility-Awareness-Based-Methods-of-Family-Planning.
(Acedido em 14 de fevereiro de 2017).
20 Centros de Controlo e Prevenção de Doenças. Elegibilidade médica nos EUA Critérios de Utilização de Contraceptivos, 2016. Disponível em:
https://www.cdc.gov/mmwr/volumes/65/rr/rr650301.htm
(Acedido em 26 de março de 2017).
21 Komaroff AL. The Harvard Medical School Family Health Guide. Novo York: Simon & Schuster 2005, (2nd ed., 1s(t) ed., 2nd ed. , 1st ed. 1999). Disponível em: https://books.google.at/books?id=1QE1C5cy14YC&pg=PT708&IPG=PT708d q=Harvard+Medical+School+cont. (Acedido em 9 de janeiro de 2017).
22 Universidade de Wisconsin. Disponível em:

http://www.uwhealth.org/obgyn/temporary-contraception-options/13222.).

(Acedido em 21 de junho de 2016).

23 Universidade de Maryland. Disponível em:

http://www.umm.edu/health/medical/reports/articles/birth-control-options-for-women.). (Acedido em 24 de janeiro de 2017).

24 Centro Médico PennState Hershey-Milton S. Hershey. Disponível em: http://www.Pennstatehershey.ada.com/content.aspx?productId=10&pid=10&gid=000091.). (Acedido em 24 de janeiro de 2017).

25 Clínica Mayo. Disponível em:

www.mayoclinic.org/tests-procedures/cervical-mucus-method/basics/wh-itsdone/prc- 20013005.).

(Acedido em 9 de janeiro de 2017).

26 Universidade de Stanford. Disponível em:

http://www.jabfm.org/content/22/2/147.full.

(Acedido em 9 de janeiro de 2017).

27 Universidade de Georgetown. Disponível em: www.thehoya.com/contraception-restricted. (Acedido em 24 de abril de 2017).

28 Vessey M, Lawless M, Yeates D. Efficacy of different contraceptive methods. *Lancet* 1982;1:841.

(Citado após Ganong WF Review of Medical Physiology. Prentice-Hall International Inc. East Norwalk, Connecticut: 1995 (17th ed.); p. 411).

29 Jones J, Mosher W, Daniel K. Utilização atual de contraceptivos nos Estados Unidos, 2006-2010, e alterações nos padrões de utilização desde 1995. National Health Statistics Reports; no 60. Hyattsville, MD: Centro Nacional de Estatísticas da Saúde. 2012.

30 Freundl G, Sivin I, Batár I. Estado da arte dos métodos contraceptivos não hormonais: IV. Planeamento familiar natural. *The European Journal of Contraception and Reproductive Health Care* 2010; 15 (2):113-23 .

doi:10.3109/13625180903545302.

31 Beers MH, Berkow R . (Eds.) MSD Manual.

Whitehouse Station, N.J. EUA: Merck & Co. Inc. 1999 (17ª ed.).

32 Instituto Guttmacher. Disponível em:

https://www. guttmacher.org/fact-sheet/contraceptive-use-united-states.). (Acedido em 2 de julho de 2016).

33 Polis CB, Bradley SE, Bankole A, Onda T, Croft T, Singh S. Typical- use contraception failure rates in 43 countries with Demographic and Health Survey data: summary of a detailed report. *Contraception.* 2016 Jul; 94(1)117. doi.10.1016/j.contraception.2016.03.011.Epub2016Mar24. Disponível em: http://dx.doi.org/10.1016/j.contraception.2016.03.11.).

(Acedido em 9 de janeiro de 2017).

34 Polis CB, Bradley SE, Bankole A, Onda T, Croft TN, Sing S. Contraceptive Failure Rates in the Developing World: An Analysis of Demographic and Health Survey data in 43 Countries. Nova Iorque: Instituto Guttmacher, 2016.

Disponível em:

http://www.guttmacher.org/report/contraceptive-failure-rates-in-developing-world.).

(Acedido em 9 de janeiro de 2017).

35 Winner B, Peipert JF, Zhao Q, Buckel C, Madden T. Eficácia da contraceção reversível de longa duração. *N Engl J Med* 2012;366:1998-2007.

DOI: 10.1056/NEJM Moa 1110855.

36 Cleland J, Conde-Agudelo A, Peterson H, Ross J, Tsui A. Contraception and Health (Contraceção e Saúde). *The Lancet* 2012;9837:149-156.

37 Curtis KM, Peipert JF. Contraceção reversível de longa duração. *N Engl J Med* 2017;376:461-8.

DOI: 10.1056/NEJMcp1608736.

38 Pschyrembel Klinisches Wörterbuch. Zink C. ed. Berlim, Nova Iorque: DeGryter 1986, 255th ed.

39 French V, Darney P. A Biblioteca Global de Medicina da Mulher. *Glob.libr.women's med.* Disponível em: Https://www.glowm.com/section_

_view/heading/Implantable/Contraception/Item/398

doi 10.3843/GLOW.10399

ISSN:1756-2228)2015

(Acedido em 9 de janeiro de 2017).

40 New York Times. Disponível em:

www.nytimes.com/health/guides/specialtopic/birth-control-and-family - planning/pint.html. (Acedido em 21 de junho de 2016).

41 Chesney E. Hormonal contraception and its association with depression (Contraceção hormonal e sua associação com a depressão). *JAMA Psychiatry* 2017;74(3):302. doi:10.1001/jamapsychiatry.2016.3703.

42 Avendano C, J. Carlos Menendez JC. Química Medicinal de Fármacos Anticancerígenos. Elsevier, 2015 (2nd ed.); p.87.

43 de Vries Schultink AH, Zwart W, Linn SC, Beijnen JH, Huitema AD. Efeitos da farmacogenética na farmacocinética e farmacodinâmica do tamoxifeno. *Clin Pharmacokinet* 2015;54(8): 797-810. doi:10.1007/s40262-015-0273-3.

44 Liao C, Wahab M, Anderson J, Jenell S, Coleman JS. Recuperar os métodos de sensibilização para a fertilidade para informar a relação sexual cronometrada para casais serodiscordantes do VIH que tentam conceber. *J Int AIDS Soc* 2015; 18(1): 19447.

DOI: PMCID: PMC4289674

45 Trussell J, Raymond EG, Cleland K. Emergency Contraception: A Last Chance to Prevent Unintended Pregnancy [Contraceção de Emergência: Uma Última

Oportunidade para Prevenir a Gravidez Indesejada]. Gabinete de Investigação da População (OPR). Universidade de Princeton. abril de 2017.

46 Gesenhues St, Ziesché R. Praxisleitfaden Allgemeinmedizin. Ulm, Stutgart: Gustav Fischer Verlag, 1998 (2nd ed).

47 Nussberger J, Cugno M, Cicardi M. Bradykinin-mediated angioedema. *N Engl J Med* 2002; 347:621-622. (Citado após Maurer M, Magerl M. Hereditares Angioödem. Berlin: Charité Universitatsmedizin Berlin, 2012).

48 Cicardi M, Banerji A, Bracho F, et al. Icatibant, um novo antagonista dos receptores da bradicinina, no angioedema hereditário. *N Engl J Med* 2010; 363:523-541. (Citado após Maurer M, Magerl M. Hereditares Angioödem. Berlin: Charité Universitatsmedizin Berlin, 2012).

49 Bork K, Frank J, Grundt B, Schlattmann P, Nussberger J, Kreuz W. Treatment of acute edema attacks in hereditary angioedema with a bradykinin recetor -2 antagonist (Icatibant). *J Allergy Cli Immunol* 2007; 119:1497-1503. (Citado após Maurer M, Magerl M. Hereditares Angioödem. Berlin: Charité Universitatsmedizin Berlin, 2012).

50 Cicardi M, Levy RJ, McNeil DL, et al. Ecallantide para o tratamento de ataques agudos em angioedema hereditário. *N Engl J Med* 2011; 363:523-531. (Citado após Maurer M, Magerl M. Hereditares Angioödem. Berlin: Charité Universitatsmedizin Berlin, 2012).

51 Bork K, Barnstedt SE, Koch P, Traupe H. Angioedema hereditário com atividade normal do inibidor de C1 em mulheres. *Lancet* 2000; 356:213-217.

(Citado após Maurer M, Magerl M. Hereditares Angioödem. Berlin: Charité Universitatsmedizin Berlin, 2012).

52 Sedgh G, Singh S, Hussain R. Intended and Unintended Pregnancies Worldwide

in 2012 and Recent Trends (Gravidezes pretendidas e não pretendidas em todo o mundo em 2012 e tendências recentes). *Stud Fam Plann* 2014; 45[3]: 301314.

DOI: 10.1111/j.1728-4465.2014.00393.x
PMCID: PMC4727534

NIHMSID: NIHMS708229

53 Sedgh G, Singh S, Shan IH, Ahman E, Henshaw SK, Bankole A. Induced abortion: Incidência e tendências a nível mundial de 1995 a 2008. Lancet 2012. 18;379(9816)625- 32.

doi:10.1016/S0140-6736(11)61786-8.

Epub 2012 Jan 19.

54 Rosato E, Farris M, Bastianelli C.

Mecanismo de Ação do Acetato de Ulipristal para Contraceção de Emergência: Uma revisão sistemática. *Front Pharmacol* 2015; 6;.315.

doi: 10.3389/fphar.2015.00315

55 Organização Mundial da Saúde (OMS) 2012. Aborto seguro: Technical and Policy Guidance fo Health Systems, 2nd edn. Genebra: Organização Mundial da Saúde.

56 Rozenberg S, Praet J, Pazzaglia E, Gilles C, Manigart Y, Vandromme J. The use of selective progestin recetor modulators (SPRMs) and more specifically ulipristal acetate in the practice of gynaecology.

ANZJOG, vol. 57, n.º 4, agosto de 2017, pp. 393-399

57 Schott H. Die Chronik der Medizin. Dortmund: Chronik Verlag, 1993: 620.

58 Governo do Reino Unido. Disponível em:

http://www.nhs.uk/news/2009/08August/Pages/Pillchoiceaffectsclotrisk.aspx).

(Acedido em 21 de junho de 2016).

59 Zethraeus N, Dreber A, Ranehill E, Blomberg L, Labrie F, Schoultz B, Johnnesson M, Lindén Hirschberg. A first choice combined oral contraceptive influences general well-being in healthy women (Um contracetivo oral combinado de primeira escolha influencia o bem-estar geral em mulheres saudáveis). *Fertility and Sterility*, online 18 de abril de 2017. doi 10.1016/j.fertnstert.2017.02.120.

Disponível em:

ki.se/.../oral-contraceptives-reduce-general-well-being-in healthy-women. (Acedido em 21 de junho de 2017).

60 La grande Santé--França. Disponível em:

http://www.lagrandesante.com/articles/sante/la-methode-sympto-thermique- de-regulation-des-naissances.).

(Acedido em 24 de janeiro de 2017).

61 Colégio Americano de Obstetras e Ginecologistas. Controlo da natalidade: A woman's choice. Washington, D.C.: 2003. Disponível em: www.worldcat.org/title/birth-control-a-womans-choice/oclc/49923290) (Acesso em 24 de janeiro de 2017).

APÊNDICE

Table 1: FDA (2013)

Métodos aprovados pela Food and Drug Administration (FDA) de Controlo de natalidade

Métodos	***Número de mulheres do IOO que irá não esquecer a gravidez: "uso perfeito"**	***Com utilização típica, número de mulheres das IOO que não engravidam**	**Como utilizá-lo**
Cirurgia de esterilização para Mulheres	>99%	>99%	Procedimento único; nada a fazer ou a recordar.
Implante de esterilização cirúrgica para mulheres	>99%	>99%	Procedimento único; nada a fazer ou a recordar.
Cirurgia de esterilização para homens	>99%	>99%	Procedimento único; nada a fazer ou a recordar; os preservativos devem ser utilizados durante pelo menos 3 meses até que o esperma armazenado seja eliminado do trato reprodutivo.
Haste implantável**	>99%	>99%	Não é necessário fazer ou lembrar nada, dura até 3 anos, inserido pelo médico.
DIU**	>99%	>99%	Não há nada a fazer nem a recordar, dura 3-10 anos, é inserido pelo médico.
Tiro/Injeção	>99%	94%	Necessita de uma injeção de 3 em 3 meses, mediante receita médica.
Contraceptivos orais (pílula combinada) "A pílula"	>99%	91%	É necessário engolir um comprimido todos os dias, mediante receita médica.
Contraceptivos orais	>99%	91%	Deve engolir o

(apenas progestina) "A pílula"			comprimido todos os dias. **Deve ser tomado à mesma hora todos os dias.** Necessidade de receita médica.
Contraceptivos orais Utilização prolongada/contínua : "A pílula"	>99%	91%	Deve engolir o comprimido todos os dias. Necessita de receita médica.
Remendo	>99%	91%	Colocar um novo penso todas as semanas durante três semanas (21 dias no total). Não colocar o penso durante a quarta semana. É necessária receita médica.
Anel contracetivo vaginal	>99%	91%	Colocar o anel na vagina. Manter o anel na vagina durante três semanas e retirá-lo durante uma semana. É necessária receita médica.
Preservativo masculino	98%	82%	Deve ser utilizado sempre que tiveres relações sexuais; requer do parceiro cooperação. **Com exceção de abstinência, os preservativos de látex são a melhor proteção contra o VIH/SIDA e outras IST.**
Diafragma com espermicida	94%	88%	Deve ser utilizado sempre que se tem relações sexuais.
Esponja com espermicida	80-91%	76-88%	Deve ser utilizado sempre que se tem relações sexuais.
Colo do útero com espermicida	74%	60%	Deve ser utilizado

			sempre que tiveres relações sexuais.
Preservativo feminino	95%	79%	Deve ser utilizado sempre que se tem relações sexuais. **Pode dar alguma proteção contra as IST.**
Espermicida	82%	72%	Deve ser utilizado sempre que se tem relações sexuais. Associado ao risco de IST e VIH devido à irritação vaginal com a utilização frequente.
Contraceção de emergência - Se o seu método primário de contraceção falhar			Deve ser utilizado no prazo de 72-120 horas após o ato sexual desprotegido. É mais eficaz se for tomada logo que possível após o ato desprotegido. **Não deve ser utilizada como forma regular de controlo da natalidade.**
Contraceptivos de emergência, **mulheres não receberiam** "Plano B", "Plano B de um passo". **Emergency Contraceptivos** "Ella"	85%	**7 em cada s** **grávida depois de usar o**	

*As taxas de eficácia são indicadas para "utilização perfeita" e "utilização típica".

O bastão e o DIU são considerados contraceptivos reversíveis de longa duração (LARC) e são altamente recomendados para mulheres jovens que não desejam engravidar, mas que podem querer ter filhos mais tarde. **Fonte: Contraceptive Technology 20th, 2011

Fonte:
http://www.fad.gov/ForConsumers/ByAudience/ForWomen/FreePublications/ucm313215.
htm.) (Acedido em 16 de janeiro de 2017).

Table 2: Tecnologia contraceptiva

Quadro 3-2 Percentagem de mulheres que sofreram uma gravidez indesejada durante o primeiro ano de utilização típica e o primeiro ano de utilização perfeita de contraceptivos, e a percentagem que continua a utilizá-los no final do primeiro ano. Estados Unidos.

% de mulheres que experimentam uma % de mulheres
Não intencional Utilização **típica1** Utilização perfeita2 (4)
Gravidez dentro (2) (3)
Utilização contínua
o primeiro ano de
Utilizar em um
método do ano3
(1)
Nenhum método4 85 85
Espermicidas5 28 18 42
Fertilidade sensibilização- 2447
métodos baseados
Método dos dias normais6 5
Método TwoDay6 4
Método de ovulação6 3
Método sintotérmico6 0.4
Retirada 22 4 46
Esponja 36
Mulheres Parous 24 20
Mulheres nulíparas 12 9
Preservativo7
Feminino (fc) 21 541
Masculino 18 2 43
Diafragma8 12 6 57
Pílula combinada e 9 0.3 67
pílula só de progestina
Remendo Evra 9 0.3 67
NuvaRing 9 0.3 67
Depo-Provera 6 0.2 56
Contraceptivos intra-uterinos
ParaGard (cobre 0,8 0.6 78
T)
Mirena (LNg) 0.2 0.2 80
Implanon 0.05 0.05 84
Feminino 0.5 0.5 100
esterilização
Esterilização masculina 0,15 0.10 100

Fonte: .www.contraceptivetechnology.org/the-book/take-a-peek/contraceptive-efficacy

Table 3: Centros de Controlo e Prevenção de Doenças (CDC)
Eficácia dos métodos de planeamento familiar

A maior ia **Dispositivo uterino** **mais**

riliza ção:

Utilizar outro método durante os primeiros 3 meses.

efica

Efeito (DIU) **z**
vivo GNL - 0,2 % **tivo**
Cobre T

Meno s de - 0.8 % Depo is de proce sso

1 gravid ez y por 100 mulhe res num ano **Permanente** **Masculino** **Esterilização** (Vasectomia) 0.15 %

dure, pouc o ou nothi ng para

possív el **Esterilização** (Abdominal, Laparoscópica, Histeroscópica) fazer ou reme mber.

Impla nt 0.05 %* 0.5 %

Como fazer seu método

Intra

6-12 gravidezes por 100 mulheres num ano

Injetável

6 %

Vasec ros tomy co e pic hyste ste

Rever **Feminino**

Pílula **SOL SEG SEG TER TER QUA QUI QUI QUI SEX SÁB 1234**

9 %

Remendo

9 %

Anel

Injetável: Repetir as injecções a tempo.

Comprimidos: Tomar um comprimido por dia.

Patch, Anel: Manter no lugar, mudar a tempo.

9 %

Diafragma

12 %

Diafragma:
18 ou mais gravidezes por 100 mulheres num ano

Use corretamente sempre que tiver relações sexuais.

Preservativo masculino
18 %
Preservativo feminino
21 %
Retirada
22 %
Esponja
24 % mulheres parturientes 12 % mulheres nulíparas
Métodos baseados na fertilidade 1 2 3 4 5 6 7 8 9 10 11 12 13 14 15 16 17 18 19 20 21 22 23 24 25 26 27 28 29 30 31 1 2 3 4 JANEIRO
24 %
Espermicida Espermicida
28 %

Menos eficaz
* As percentagens indicam o número em cada 100 mulheres que tiveram uma gravidez indesejada no primeiro ano de utilização típica de cada método contracetivo.
Preservativos, esponja, retirada, espermicidas: Utilizar corretamente sempre que tiver relações sexuais.
Consciencialização sobre a fertilidade
Abster-se ou usar preservativo nos dias férteis. Os métodos mais recentes (Método dos Dias Padrão e Método dos Dois Dias) podem ser os mais fáceis de utilizar e, consequentemente, mais eficazes.

métodos:

OS PRESERVATIVOS DEVEM SER SEMPRE UTILIZADOS PARA REDUZIR O RISCO DE INFECÇÕES SEXUALMENTE TRANSMISSÍVEIS.
Outros métodos de contraceção
Método da Amenorreia Lactacional: O LAM é um método contracetivo temporário e altamente eficaz.
Contraceção de emergência: As pílulas contraceptivas de emergência ou um DIU de cobre após uma relação sexual desprotegida reduzem substancialmente o risco de gravidez.
Adaptado de World Health Organization (WHO) Department of Reproductive Health and Research, Johns Hopkins Bloomberg School of Public Health/Center for Communication Programs (CCP). Projeto Conhecimento para a Saúde. Family planning: a global handbook for providers (atualização de 2011). Baltimore, MD; Genebra, Suíça: CCP e OMS; 2011; e Trussell J. Contraceptive CS 242797
Fonte:

https:www.cdc.gov/reproductivehealth/contraception/mmwr/mec/summary.html
(Redução de 6,25% em relação ao original)

O autor declara não haver conflito de interesses.

A contribuição dos autores é de 100%.

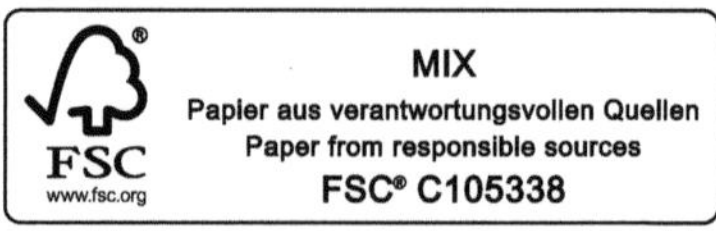

Printed by Books on Demand GmbH, Norderstedt / Germany